L'EXTRACTION

DE

LA CATARACTE

ET SES

CONDITIONS DE SUCCÈS

PAR

Le Dr C. GIRARD

CHIRURGIEN DE L'HÔTEL-DIEU DE DRAGUIGNAN, PROFESSEUR
D'ACCOUCHEMENTS, LAURÉAT DE LA FACULTÉ, ETC.

PARIS

LIBRAIRIE LAUWEREYNS

2, RUE CASIMIR-DELAVIGNE, 2

—

1879

L'EXTRACTION

DE

LA CATARACTE

ET SES

CONDITIONS DE SUCCÈS

PAR

Le Dr C. GIRARD

CHIRURGIEN DE L'HÔTEL-DIEU DE DRAGUIGNAN, PROFESSEUR
D'ACCOUCHEMENTS, LAURÉAT DE LA FACULTÉ, ETC.

PARIS

LIBRAIRIE LAUWEREYNS

2, RUE CASIMIR-DELAVIGNE, 2

—

1879

L'EXTRACTION

DE LA CATARACTE

ET SES CONDITIONS DE SUCCÈS

L'extraction de la cataracte, telle qu'on la pratique aujourd'hui, est, sans contredit, une des plus belles créations de la chirurgie contemporaine. Il est peu d'opérations, en effet, qui comptent des succès si brillants et aussi multipliés. La proportion de ces derniers est même devenue tellement élevée, qu'elle n'est pas loin d'atteindre la totalité des cas d'opacité lenticulaire favorables à la restitution de la faculté visuelle. Assurément, grâce à l'impulsion donnée, dans ces derniers temps, à la pratique de l'ophthalmologie, beaucoup de chirurgiens peuvent actuellement revendiquer de pareils résultats. Néanmoins, ceux-ci sont encore trop le partage du petit nombre et presque le privilége de la spécialité (1).

(1) Loin de nous la pensée de condamner la spécialité chirurgicale, qui est une cause si puissante de progrès et maintient si haut le niveau de l'habileté opératoire. On accordera cependant que la diffusion de la chirurgie oculaire permettrait de répandre l'incomparable bienfait de certaines opérations, d'en faire bénéficier, par exemple, une foule d'individus éloignés des centres de population ou dénués de ressources.

C'est afin de mettre ces résultats, en quelque sorte, à la portée des jeunes praticiens, d'affermir, à cet égard, les dispositions des uns, de combattre l'hésitation des autres, de fixer les idées et de hâter l'expérience de tous, que nous avons cru devoir présenter une étude particulière des conditions qui font le succès des extractions de cataracte. Quelles sont ces conditions, et comment les réaliser, lorsque c'est possible, telle est la double question que nous venons nous poser et chercher à résoudre dans ce travail, en nous appuyant sur nos observations personnelles et sur celles que nous avons pu recueillir à la clinique de notre maître éminent et ami le docteur Sichel.

Mais, avant d'aborder ce sujet, demandons-nous ce qu'il faut entendre par succès d'une opération de cataracte. S'agit-il uniquement de résultats parfaits, ou bien doit-on regarder comme succès tous les résultats seulement satisfaisants, à quelque degré qu'ils le soient? Sans doute, un œil opéré dans d'excellentes conditions peut retrouver toute son acuité visuelle, et celle-ci se formuler par $S = 1$. Ces heureuses extractions se rencontrent, en assez grand nombre, dans les statistiques de nos meilleurs chirurgiens. Mais, bien plus fréquents sont les cas dans lesquels le sujet n'a récupéré qu'une partie plus ou moins importante de sa vision. L'épreuve à l'échelle de Snellen n'accuse plus alors qu'une fraction indiquant le degré exact de la fonction rétinienne conservée. D'absolu qu'il était tout-à-l'heure le succès est devenu relatif, soit à cause de circonstances peu favorables ou d'irrégularités opératoires difficiles à éviter, soit en raison d'accidents impossibles à prévoir. Néanmoins le cataracté, dont l'œil s'était peu à peu fermé aux impressions lumineuses, peut maintenant distinguer une foule d'objets, souvent très petits, et se conduire facilement. La vue lui a été donnée, incomplètement il est vrai, mais largement eu égard à son état antérieur. Quelle est maintenant la limite extrême de ces succès relatifs, et où commence l'échec opératoire? On semble d'accord aujourd'hui à admettre le succès toutes les fois que l'œil opéré peut servir aux usages généraux et essentiels pour lesquels l'organe est établi. Ainsi, lorsque l'opéré peut se conduire et lire de gros caractères, ce résultat, assez faible sans doute, est encore un succès, mais c'est le dernier qu'on puisse considérer comme tel. Ordinairement il correspond à un dixième seulement de l'acuité visuelle normale, et il se formule par $S = 1/10$.

Arrivons maintenant à l'objet essentiel de cette étude. A n'envisager que l'organe intéressé, on peut dire que le succès d'une opération de cataracte est subordonné à diverses conditions se rattachant tout naturellement aux quatre chefs suivants : état de l'œil, caractère de l'opacité, choix et application de la méthode opératoire, soins consécutifs à l'opération.

I

État de l'œil

Il est de principe de n'opérer que des yeux exempts d'altérations oculaires ou péri-oculaires. Ainsi, une blépharite aiguë ou chronique, surtout avec tuméfaction et suppuration de la muqueuse, peut empêcher la réunion immédiate du lambeau cornéen, ou — ce qui est pourtant plus difficile — celle des lèvres de la section linéaire. D'où la nécessité d'ajourner l'extraction jusqu'à résolution, si non complète au moins avancée, du travail phlegmasique palpébral. De même, un obstacle à l'écoulement des larmes, quelle qu'en soit la cause, est une fâcheuse condition, par ce qu'il en résultera, après l'opération, une rétention complète du liquide derrière les paupières fermées, par suite une pression péri-oculaire douloureuse et irritante pour la plaie.

La transparence de la cornée est assurément la condition essentielle du fonctionnement de la rétine délivrée par l'opération. Est-ce à dire pour cela qu'une opacité cornéenne doive toujours anihiler les effets d'une heureuse extraction? Non. Nous verrons qu'on peut aujourd'hui, lorsque la taie est centrale et limitée, obtenir, par la même opération, l'expulsion du cristallin cataracté et un prolongement de l'ouverture pupillaire au delà de la tache kératique. Quant à l'influence des nuages et leucômes sur la réunion immédiate du lambeau, influence si défavorable lorsque celui-ci était exclusivement cornéen, on n'a presque plus à la redouter depuis l'incision linéaire périphérique de l'opération de de Graefe.

L'iris, le corps ciliaire et la choroïde sont trois organes dont l'intégrité est indispensable au succès de l'opération. Tout va bien de ce côté lorsque la pupille est régulière, qu'elle se dilate facilement et vite, lorsque le limbe cornéen surtout n'est pas entouré du cercle bleuâtre, lie de vin (cercle périkératique), qui dénote la cyclite et l'irido-choroïdite.

L'état de la rétine doit être enfin l'objet d'une attention toute particulière. Un cataracté, quelque avancée que soit l'opacité cristallinienne, doit pouvoir, si la sensibilité rétinienne est intacte, distinguer le jour de la nuit, indiquer le point de la chambre d'où vient la lumière, accuser la flamme d'une bougie à trois ou quatre mètres de distance, et percevoir assez nettement les quatre principaux phosphènes.

Il est tout aussi nécessaire de s'assurer de l'étendue normale du champ visuel. Les cataractes molles, spontanées, des jeunes personnes (de 15 à 30 ans) s'accompagnent souvent d'un rétrécissement de cet espace, parce que ces opacités sont fréquemment la conséquence d'un décollement de la rétine. En pareil cas, la flamme d'une bougie, promenée devant l'œil, est perçue dans toutes les directions, excepté à la partie supérieure. Le glaucome réduit aussi le champ visuel, mais d'ordinaire au côté interne; et lorsqu'à ce signe s'ajoute la dureté du globe, l'état variqueux et tortueux des veines ciliaires au niveau des muscles droits, l'anesthésie de la cornée et la dilatation pupillaire, on n'a plus de doute sur l'existence d'un processus glaucomateux avancé et à peu près irrémédiable.

L'intégrité de l'œil est encore plus certaine, lorsque. outre les caractères qui permettent de l'affirmer, on ne trouve dans les commémoratifs, ni inflammation oculaire prolongée avec douleurs péri-orbitaires, ni mouches volantes ou fixes, ni sensations lumineuses... etc.

Une condition qu'il serait essentiel de connaître à l'avance, c'est l'état du corps vitré, c'est-à-dire sa consistance et le degré de résistance de la membrane hyaloïde, en particulier de la zone de Zinn, qui constitue sa partie antérieure, la moins soutenue. A l'égard de cette dernière, on est réduit à de vagues suppositions. Cependant une chose est positive : l'affaiblissement, par l'âge, de la résistance de l'enveloppe hyaloïdienne. Quant à l'humeur vitrée, on peut s'attendre à sa diffluence plus ou moins grande, par suite à son écoulement facile et rapide en cas de rupture de la zonule, lorsque le sujet est âgé ou arthritique, lorsque l'œil a été glaucomateux, mais surtout lorsque l'iris et le cristallin sont tremblottants.

Existe-t-il des signes du degré de vitalité de l'œil et des tendances plus ou moins adhésives de ses tissus divisés? Nous avons déjà parlé de l'influence fâcheuse, à ce point de vue, des inflammations palpébrales, des altérations de transparence de la cornée, surtout eu égard à un lambeau exclusivement cornéen. En dehors de ces circonstances et d'un état cachectique avancé, destructeur de toute vitalité organique, il est une catégorie de cataractés chez lesquels on peut affirmer l'infériorité vitale de tous les tissus, celle des diabétiques. L'insuccès de l'extraction était ici la règle, par suppuration du lambeau. Mais l'opération de de Graefe, avec sa section cornéo-scleroticale, si favorable à la réunion immédiate, semble avoir mis ces malades en possession des chances heureuses que procurent l'intégrité de l'organe et les bonnes conditions de l'opacité (1).

II

Caractère de l'opacité

Les conditions favorables concernant le caractère de l'opacité lenticulaire, sont surtout relatives à l'origine de la cataracte, à son degré de maturité et au volume du noyau, lorsqu'il y en a un.

En ce qui regarde l'origine même du trouble cristallinien, on peut dire que sa spontanéité est, en général, tout ce qu'il y a de plus désirable. Lorsque la cataracte est congénitale, ou que, survenue après quarante ans, elle s'est développée sans cause appréciable, toute supposition d'altérations oculaires doit être d'abord écartée.

Il faut en effet se méfier des cataractes traumatiques, ordinairement compliquées de cyclite, d'irido-choroïdite et même de glaucome. Elles donnent peu de chances de succès à l'opération, soit à cause des lésions concomitantes,

---

(1) Opération de cataracte chez un diabétique, par le docteur Sichel fils, *in* bulletin de thérapeutique médicale et chirurgicale, 30 janvier 1877.

soit à cause de la nécessité où l'on se trouve ordinairement d'extraire ces cataractes, toujours molles, par parcelles et à l'aide de curettes.

Cependant, parmi les cataractes spontanées, une espèce est à redouter : la cataracte survenue en pleine jeunesse. Nous avons dit plus haut qu'elle s'accompagnait fréquemment de décollement de la rétine.

La maturité de la cataracte, c'est-à-dire l'opacification complète de la lentille, est aussi une condition des plus favorables au succès de l'extraction. Ainsi, lorsque l'envahissement est total, par exemple dans la cataracte mixte complète, la masse lenticulaire, constituée par un noyau central plus ou moins dur, entouré de couches ramollies, est facilement expulsée tout entière, parce que les fibres corticales, en s'opacifiant, ont perdu, non seulement leur cohésion, mais encore leur adhérence à la capsule.

Mais il n'en est plus de même pour un cristallin dont les couches sous-capsulaires sont restées diaphanes. D'abord leur adhérence à la capsule rend presque impossible l'expulsion en masse du corps lenticulaire. Il faut donc que le noyau traverse les couches corticales. Or, celles-ci, encore fermes et adhérentes entre elles, ne se laisseront déchirer que sous l'action d'une pression oculaire capable de déchirer la zonule. C'est là un premier danger. Il y a plus. Après le départ du noyau, il faudra faire sortir les fragments glutineux restés dans la chambre postérieure. Lorsque, ce qui est assez rare depuis la méthode nouvelle, on n'y parvient qu'incomplètement, ces débris corticaux se gonflent et se troublent au contact de l'humeur aqueuse, et, tout en exerçant une action irritante sur l'iris, deviennent le point de départ d'une cataracte secondaire. Leur résorption peut s'opérer cependant, mais tumultueusement, et en déterminant une sorte d'ébranlement local, suivi d'inflammation des tissus environnants. Tels sont les résultats habituels d'une extraction pratiquée avant la maturité complète de la cataracte.

Cependant cette condition, si favorable, n'est pas absolument nécessaire. Ainsi, il convient d'opérer, bien que l'opacité n'ait pas encore atteint les couches sous-capsulaires, lorsque la vision est perdue depuis longtemps. On doit mettre alors tout le soin possible à chasser les masses corticales, manœuvre que l'extraction linéaire combinée rend aujourd'hui beaucoup plus efficace. D'ailleurs si, pour éviter, à tout prix, la rétention de ces débris, la maturité devenait nécessaire, il serait aisé de l'obtenir par une discision préalable.

Il n'est pas difficile de constater l'existence et l'épaisseur de couches corticales non cataractées. Il suffit de remarquer, à l'éclairage latéral, la distance du plan de l'iris à laquelle se trouve la surface réfléchissante de la portion opacifiée.

Une troisième condition favorable, lorsqu'il s'agit d'une cataracte à noyau, c'est le volume modéré de ce dernier.

La sclérose centrale, on le sait, n'existe pas dans les cataractes congénitales. On ne la trouve pas davantage dans celles qui surviennent chez les enfants et les jeunes gens, dans les cataractes traumatiques et diabétiques. L'opacité consiste dans ces cas en un ramollissement total des fibres cristalliniennes, qui sont remplacées par une émulsion de couleur plus ou moins laiteuse.

Les choses changent dans les cataractes spontanées, non diabétiques, survenues après l'âge de trente ans. Toute cataracte possède alors une portion centrale, dure, un véritable noyau, d'un volume variable, entouré de couches plus ou moins ramollies, suivant le degré d'opacification. C'est la cataracte mixte, celle qui s'offre à l'observation journalière. Les dimensions de ce noyau augmentent avec l'âge. Aussi chez les cataractés qui ont dépassé 70 ans, surtout lorsque l'opacité est ancienne, la cataracte n'est plus qu'un corps lenticulaire dur ou presque dur.

La cataracte dure est particulièrement à redouter, eu égard à l'extraction. Les difficultés seront grandes au moment d'expulser le corps lenticulaire compacte et volumineux, qui doit ici sortir tout entier. Il faudra une pression plus forte qu'à l'ordinaire, par suite d'autant plus menaçante pour la zonule et le corps vitré que, chez le vieillard, celle-là est devenue fragile et celui-ci diffluent.

Ce danger se présente encore, bien qu'amoindri, dans l'extraction des cataractes mixtes, lorsque la sclérose centrale est assez étendue, et que la voie d'expulsion est insuffisante.

On voit, par ce qui précède, combien il est nécessaire de connaître le volume de la portion dure d'une cataracte, afin d'y conformer, au besoin, l'étendue de l'incision linéaire.

Cette importante donnée s'obtient en projetant obliquement, à l'aide de l'éclairage latéral, un cône lumineux derrière le noyau. On peut alors juger de ses dimensions d'après celle de l'écran qu'il forme au devant des rayons réfléchis par la capsule postérieure.

III

Choix et application de la méthode opératoire

Ici nous devons dire un mot de l'ancienne méthode, ne serait-ce que pour motiver son exclusion définitive du cadre de la chirurgie oculaire.

Le déplacement de la cataracte, soit par abaissement soit par réclinaison, est une opération séduisante par sa simplicité. Il ne faut qu'un peu de dextérité et de prudence pour être à peu près sûr de l'achever sans accident grave et de donner au sujet la satisfaction de distinguer immédiatement de gros objets. Mais la proportion des succès véritables est bien au-dessous de ce que semble promettre ce premier résultat. L'observation démontre, en effet, que, malgré les meilleures conditions oculaires et opératoires, la moitié des opérés perd rapidement la faculté visuelle récupérée, et qu'en fin de compte, il ne reste plus guère que 20 à 25 p. 0/0 de succès définitifs. De si nombreux échecs tiennent aux processus inflammatoires ou glaucomateux que détermine la présence, au sein de tissus éminemment irritables, du noyau lenticulaire, ordinairement réfractaire à tout travail de résorption.

Reconnaissons cependant que l'ancienne méthode nous a légué la *discision*, sur laquelle de Graefe a appelé particulièrement l'attention des chirurgiens, et dont il a fait apprécier la valeur. Cette opération, appliquée aux cataractes molles, le dispute, en effet, à l'extraction linéaire simple pour la facilité d'exécution et le nombre des succès.

L'opération de Daviel, inaugurée en 1746, fut une brillante réponse aux objections que soulevait le déplacement, et une véritable révolution chirurgicale. C'est entre cette méthode française, dite extraction à lambeau, et la méthode récente imaginée par de Graefe que nous aurons à nous prononcer, en nous préoccupant avant tout de leurs avantages réels et pratiques.

L'extraction à lambeau a pour objet de débarrasser les milieux et les membranes oculaires du cristallin cataracté. C'est à travers un grand lambeau cornéen, demi-circulaire, inférieur ou supérieur, et une pupille préalablement dilatée, qu'on arrive sur la lentille, dont la capsule est alors convenablement incisée. Cela fait, la voie est ouverte, et il ne reste plus qu'à y faire engager le cristallin par de légères pressions exercées près du bord cornéen opposé à l'incision, pressions dont l'effet est de déterminer la bascule du corps lenticulaire et de porter dans la plaie son bord équatorial le plus rapproché de celle-ci.

De nombreux succès établirent, dès le début, la supériorité de l'extraction sur la méthode ancienne. Ces succès auraient atteint 89 p. 0/0 dans la statistique des opérations exécutées par Daviel lui-même, chiffre, certainement exagéré, qui paraît comprendre aussi bien les résultats peu satisfaisants que les succès véritables. Le nombre de ces derniers s'est élevé à 80 p. 0/0 dans la pratique de Sichel père, sur un total très considérable de cataractes extraites par cet illustre et regretté chirurgien.

La proportion des revers, déjà fort amoindrie, restait encore assez élevée. Il ne fut pas difficile d'en découvrir les causes. Elles se rapportent surtout à la difficulté qu'éprouve le cristallin à franchir la pupille, toujours plus ou moins resserrée à la suite de l'écoulement de l'humeur aqueuse. Ce passage est ordinairement forcé, irritant pour le bord pupillaire. De plus, la lentille ne peut traverser le diaphragme irien qu'en se dépouillant nécessairement de ses couches corticales, qu'il abandonne dans la chambre postérieure, et dont il est ensuite à peu près impossible de débarrasser l'œil. On se trouve enfin, à cause de ces difficultés, dans la nécessité d'exercer une pression oculaire souvent menaçante pour l'intégrité de la zonule. Aussi, l'issue d'une portion plus ou moins considérable du corps vitré est la complication soudaine qui vient quelquefois anéantir l'œil pendant la manœuvre de l'expulsion. Mais ce n'est pas tout : la suppuration du lambeau cornéen, assez fréquente en raison de l'adaptation souvent vicieuse de ce dernier et de la vitalité inférieure de son tissu, est, dans bien des cas, le point de départ de graves inflammations oculaires, telles que l'iritis, l'irido-choroïdite, complications qui, du reste, sont aussi engendrées par la contusion du bord pupillaire et la présence des masses corticales derrière l'iris.

Ces redoutables éventualités firent réfléchir bon nombre de chirurgiens, et de remarquables efforts furent faits pour échapper à de tels accidents. En 1858, de Graefe, qui devait être l'immortel auteur de la méthode nouvelle, améliorait les résultats de l'extraction à lambeau, en pratiquant, chez les cataractés très âgés, l'iridectomie prophylactique, quinze jours avant l'opération. Il ouvrait par là, à l'avance, une large voie d'expulsion aux cristallins entièrement sclérosés, dont le passage est si offensant pour le bord pupillaire. Mooren proposa de soumettre a cette double opération aussi bien les cataractes dures que celles dont le noyau est entouré d'abondantes masses corticales. De Wecker, en 1862, et le professeur Jacobson de Kœnisberg, en 1863, émettaient une idée fort simple mais féconde, celle de réunir les deux opérations en une seule. Encore un pas et l'extraction linéaire périphérique était trouvée. Il restait, en effet, à diminuer la hauteur du lambeau, à le tailler le plus près possible du limbe cornéen, sans porter obstacle à l'expulsion de la lentille. Déjà Gibson, en 1810, pratiquait une incision rectiligne à la cornée pour faire sortir de la chambre antérieure des fragments de cataracte molle préalablement divisée, et, remarquant la facilité de coaptation et d'adhésion des bords de cette boutonnière, signalait les avantages d'une incision linéaire comparée à une section à grand lambeau. Cette idée n'eut pas immédiatement le sort qu'elle méritait. Il semblait, en effet, que jamais un noyau un peu volumineux ne pourrait franchir une simple boutonnière cornéenne. Aussi, quand, plus tard, en 1860, Wadau-Schuft, l'un des aides de de Graefe, mais surtout Critchett et Bowmann de Londres, reprirent le procédé de l'incision linéaire avec iridectomie, ce fut en y ajoutant l'emploi de curettes destinées à amener le noyau lenticulaire au dehors. A ce moment, l'opération, qui représente à bon droit la *méthode anglaise*, se composait, successivement, d'une incision linéaire, pratiquée à la limite même de la cornée et en haut, à l'aide d'un couteau lancéolaire, d'une iridectomie peu étendue, du morcellement de la capsule et de l'extraction de la lentille, à l'aide d'une curette peu volumineuse et de forme spéciale. Le progrès réalisé par les chirurgiens de Moorfields Hôspital était incontestable. Mais l'étude approfondie du nouveau procédé en révéla promptement les défauts : l'incision était encore trop cornéenne, l'iridectomie pas assez large, et l'emploi des curettes une nécessité redoutable pour les milieux et les membranes oculaires. C'est alors, en 1866, que de Graefe, appliquant des idées qui, depuis quelque temps, germaient dans son esprit, composa l'admirable méthode de *l'extraction linéaire périphérique,* appelée encore *extraction linéaire combinée,* méthode dont le succès s'affirma immédiatement et dont l'avenir est aujourd'hui assuré.

Cette opération a pour but, comme celle de Daviel, de débarrasser l'œil du cristallin cataracté, mais après lui avoir ouvert une voie facile, à travers des tissus disposés à une prompte cicatrisation. Donnons-en la description sommaire, en y mêlant celle des modifications de détail que le Dr Sichel fils a fait subir au procédé allemand (1) et dont on peut voir l'heureuse application à la clinique de cet habile chirurgien. Cette étude nous permettra surtout de faire ressortir nettement la supériorité de la méthode nouvelle sur l'extraction à lambeau.

L'extraction linéaire combinée se compose de quatre temps : la section, l'iridectomie, la cystotomie, l'expulsion du cristallin et des masses corticales.

Quelle doit être la position du sujet ? Depuis 1850, les

____

(1) Considérations critiques sur l'opération de la cataracte par extraction, par le Dr Sichel, fils (archives générales, mars 1873).

extractions de cataracte se pratiquent de plus en plus le malade couché, près d'une fenêtre, la tête légèrement relevée par un coussin. On peut ainsi opérer toujours de la main droite et se dispenser d'une prétendue ambidextrie. On obtient surtout par là une immobilisation plus complète de la tête.

Faut-il chloroformiser le sujet? Non, en général, malgré l'opinion d'un grand nombre, car il n'est pas indifférent pour une opération, en somme peu douloureuse, de plonger le patient dans la résolution, condition seule capable de procurer l'avantage de l'immobilisation et d'une détente musculaire complète. On doit réserver l'anesthésie pour les malades nerveux, impressionnables, et les cas de forte tension palpébrale et musculaire.

Les instillations préalables d'atropine sont-elles indispensables? Elles fixent, il est vrai, l'iris à la périphérie, et peuvent en empêcher la section prématurée. Mais à côté de cet avantage, qui n'est pas si grand, puisque cette même portion du diaphragme menacée doit être ensuite sacrifiée largement, il y a, lorsque l'iris est intact, celui d'une section plus régulière de ce dernier et d'une tendance moindre aux enclavements des angles de la nouvelle pupille. Aussi le Dr Sichel n'hésite pas à proscrire toute instillation atropique, se conformant en cela à la pratique de Horner (de Zurich) et d'E. Meyer.

Quelle doit être enfin la position du chirurgien? Celui-ci ne devant se servir que de la main droite, cette position varie nécessairement suivant l'œil à opérer et le temps de l'opération. Lorsqu'il s'agit de l'œil droit, le chirurgien se place au chevet du lit et y reste tout le temps, excepté pour la manœuvre d'expulsion des masses corticales, qu'il exécutera plus facilement en passant au côté droit. Lorsqu'il s'agit de l'œil gauche, le chirurgien se place au côté gauche pour les deux premiers temps, puis au chevet pour l'exécution des deux derniers.

1er temps. *Section.* — M. Sichel en précise ainsi le lieu et la direction. Après avoir élevé, par la pensée, deux lignes tangentielles au bord de la cornée et perpendiculaires à son diamètre horizontal, il fait, avec le couteau de de Graefe, la ponction au point de la tangente externe qui se trouve à un millimètre et demi du bord de la cornée, et la contre-ponction, à l'opposé, au point de la tangente interne distant seulement d'un millimètre du bord cornéen. Pendant la section, qui va s'opérer en haut, le tranchant de l'instrument doit regarder le sourcil et la pointe être dirigée d'abord vers le centre de la chambre antérieure, jusqu'à ce qu'elle ait atteint le bord pupillaire opposé. A ce moment, on la relève pour pratiquer la contre-ponction, puis, comme le prescrit M. Sichel, on coupe, par un léger mouvement de scie, le tissu cornéo-sclérotical intermédiaire, en portant directement le tranchant de bas en haut, pour finir au point le plus élevé du limbe cornéen, et non à un millimètre de ce point, selon la pratique de de Graefe. On le voit, le plan de l'incision, dans l'opération nouvelle, loin de s'écarter beaucoup des grands plans de la sphère oculaire, comme celle de l'extraction à lambeau, de rendre, par suite, l'application exacte de celui-ci souvent difficile, se rapproche, au contraire, le plus possible de ces plans centraux. Les bords d'une pareille incision ne peuvent que rester naturellement en contact, à moins de forte tension intra-oculaire. De plus, la boutonnière bulbaire est pratiquée à la jonction de la cornée et de la sclérotique, c'est-à-dire dans un tissu mixte, dont les dispositions adhésives sont beaucoup plus prononcées que celles de la cornée. On peut presque compter ici sur une cicatrisation rapide, qui non seulement a pour avantage de prévenir les accidents consécutifs à la suppuration des lèvres de la plaie, mais encore d'abréger, au point de le réduire à deux ou trois jours dans bien des cas, le temps passé au lit à la suite de l'opération, circonstance précieuse surtout chez le vieillard.

Il faut ajouter que l'incision linéaire périphérique place la voie d'expulsion presque immédiatement au-dessus de l'équateur cristallinien qui doit s'engager dans la plaie. Si la section linéaire semble un peu moins favorable à la sortie de la lentille que la section à grand lambeau, l'iridectomie, qui y est combinée, compense ce désavantage et rend habituellement inutile une incision plus étendue. D'ailleurs, comme nous le verrons, on agrandit le passage en faisant entrebailler la boutonnière cornéo-scléroticale au moment de l'expulsion.

2° temps. *Iridectomie.* — On saisit, à l'extrémité de l'incision, l'iris, qui, d'ordinaire, est venu faire hernie dans la plaie, puis, sans l'abandonner et tout en l'attirant un peu au dehors, on le sectionne, par de petits coups de ciseaux, sur toute l'étendue de la boutonnière bulbaire. Si le diaphragme irien était resté en place, on en provoquerait la sortie en déprimant la lèvre postérieure de l'incision à l'aide des pinces courbes. Au besoin, on irait en saisir un pli, qu'on amènerait au-dehors pour y commencer la section. Un point important est de bien s'assurer ensuite que les angles libres de la nouvelle pupille ne sont pas restés enclavés dans la plaie. En cas d'enclavement, il faudrait immédiatement chercher à dégager l'iris par de douces frictions exercées, avec la curette, du bord vers le centre de la cornée. Si ce dégagement ne s'opérait pas, on attirerait un peu au-dehors ces angles pour les exciser, et on renouvellerait les frictions pour repousser l'iris.

La section linéaire et l'iridectomie sont les circonstances fondamentales de l'opération de de Graefe, celles qui la font différer essentiellement de l'extraction à lambeau. Nous avons déjà constaté les précieux avantages de la linéarité de l'incision bulbaire ; reconnaissons maintenant ceux de l'iridectomie. Dans l'opération de Daviel, la reconstitution plus ou moins complète du plan de l'iris, après l'écoulement de l'humeur aqueuse, est, comme il a été dit plus haut, la source de graves inconvénients, de véritables échecs opératoires. L'iridectomie prévient tout cela, en permettant à la lentille, dégagée par l'incision capsulaire, de *couler* jusqu'à la boutonnière cornéo-scléroticale dont l'équateur cristallinien se trouve si rapproché, et en rendant ensuite, singulièrement facile, l'expulsion des masses corticales. Sans doute, par le fait même de la brèche irienne, une partie du corps ciliaire se trouve à découvert, exposé, par suite, à être heurté ou froissé par le cristallin au moment de son expulsion, surtout en cas de luxation ou de subluxation de ce dernier. Mais nous verrons comment, à l'aide de la curette-pelle, on parvient à remédier à cette condition regrettable. Faut-il faire à l'iridectomie, reconnue aujourd'hui inoffensive, le reproche de créer une difformité pupillaire? Le colobome irien serait-il frappant, qu'il faudrait l'accepter à cause des avantages précieux dont il fait profiter l'opération de de Graefe. Mais loin d'attirer le regard, l'agrandissement pupillaire disparaît à peu près complètement sous la paupière supérieure.

3° temps. *Cystotomie*. — C'est la manœuvre la plus délicate de l'opération. Pour l'exécuter, on insinue doucecement, derrière la cornée, le Kystotome coudé à petite flamme de de Graefe, et on incise la capsule, aussi largement que possible, par deux traits en croix ou divergents. Il faut éviter de trop abaisser la lame de l'instrument, surtout dans les cas de cataracte dure ou entourée d'une très mince couche de subtance corticale, de peur d'implanter la pointe dans le tissu sclérosé, et de déterminer, dès les premiers mouvements de lacération, la luxation ou la subluxation du cristallin. On comprend, en effet, que, le bord équatorial supérieur de la lentille se trouvant porté, par exemple, en haut et en arrière, son dégagement sera nécessairement difficile et partant dangereux.

4° temps. *Expulsion du cristallin*. — Il s'agit de déterminer le mouvement ascensionnel du cristallin, d'engager

son bord équatorial supérieur dans la boutonnière cornéo-
scléroticale, puis, le noyau sorti, d'expulser les masses
corticales restées derrière la pupille. Nous connaissons les
difficultés et les dangers de cette expulsion dans l'opération
de Daviel, et nous savons combien cette expulsion est ici
rendue facile et inoffensive par l'excision de l'iris.

Reste à indiquer le mode opératoire qui réalise le mieux
ces avantages. Le procédé habituel consiste à comprimer
légèrement le globe avec la pince fixatrice, pendant qu'on
exerce une pression semblable avec la curette ordinaire sur
la lèvre sclérienne de la plaie. M. Sichel ne s'en contente
pas. A l'exemple de Weber et de Giraud-Teulon, il se sert
d'une curette-pelle avec laquelle il déprime la lèvre postérieure de l'incision et dont il engage même le bord mince
dans la boutonnière cornéo-scléroticale de manière à
refouler le corps ciliaire et à éviter ainsi sa contusion.
Cette simple manœuvre suffit souvent à déterminer l'enga-
gement de la lentille dans la plaie, surtout en y associant
la pression de la pince fixatrice. En cas d'insuccès, il
charge un aide d'appuyer le collet mince et recourbé de
la curette en caoutchouc, sur le bord de la cornée, immédiatement au-dessus du point d'application de la pince
fixatrice. Cette excellente manœuvre d'expulsion doit être
parfois, pour plus de sûreté, exécutée par le chirurgien
lui-même, qui confie alors la pince fixatrice à l'aide. On n'a
plus besoin ensuite que d'exagérer légèrement la pression
de la curette-pelle pour voir le cristallin se dégager de
plus en plus à travers l'incision.

L'opération serait terminée si le cristallin sortait toujours en entier. Malheureusement il abandonne, d'ordinaire, dans la fossette hyaloïdienne des débris de couches
corticales, dont il est indispensable de débarrasser l'œil.
Ici encore se montrent, dans toute leur évidence, les
avantages de la méthode nouvelle. La sortie des masses
corticales, à peu près impossible sans excision de l'iris,

s'obtient, au contraire, facilement, grâce à l'iridectomie et à la voie large qui en résulte. Ainsi, l'écarteur étant enlevé, on ferme un instant les paupières jusqu'à ce que l'humeur aqueuse se soit reformée, ce qu'on reconnaît au rétablissement de la chambre antérieure. On fait alors de douces frictions à travers les voiles palpébraux, afin d'amener les débris cristalliniens vers le centre de la pupille, puis on ouvre la paupière; et il suffit de déprimer légèrement la lèvre postérieure de la plaie avec la curette en caoutchouc pour voir le liquide s'échapper entraînant avec lui les fragments corticaux. On renouvellerait, au besoin, cette manœuvre si on n'était pas sûr d'avoir pleinement réussi.

Telle est l'opération de de Graefe avec toutes les conditions de succès qui la recommandent au chirurgien et la placent au-dessus de celles qui l'ont précédée. C'est ainsi que la proportion de ces succès, obtenue par de Graefe, fut de 93 à 94 p. 0/0. Elle s'est élevée, par la suite, à 95 et même 96 pour 0/0 dans la pratique de de Wecker, et même à 97,65 à la clinique du Dr Sichel. Il nous reste maintenant à parler des soins consécutifs qui peuvent assurer le mieux ces heureux résultats.

IV

Soins consécutifs à l'opération.

Ces soins doivent avoir pour but : 1° de favoriser la cicatrisation par première intention de la plaie oculaire, 2° de prévenir les complications qui pourraient survenir, 3° de les combattre, au besoin, à leur début.

Pour répondre à ces indications, M. Sichel, avec la plupart des chirurgiens, commence par pratiquer l'occlusion de l'œil aussitôt après l'opération, à l'aide d'une longue bande de flanelle, de deux centimètres et demi de largeur seulement, après avoir toutefois aplani la région orbitaire, soulevée par la saillie de l'œil, au moyen de plumasseaux de charpie disposés couche par couche. L'étroitesse et l'élasticité de cette bande favorisent admirablement cette application et permettent d'obtenir en même temps la compression uniforme de l'œil. Cet appareil doit, en effet, exercer une pression légère, susceptible. non seulement de favoriser plus efficacement la réunion immédiate de la plaie bulbaire, mais encore de combattre les tendances inflammatoires des tissus divisés. Combien de temps le bandage doit-il rester en place ? M. Sichel n'hésite pas à le renouveler de bonne heure et plusieurs fois dans la suite. Il attache une très grande importance à ces pansements fréquents, « car ils constituent, dit-il, le seul moyen « propre à combattre les complications en temps oppor- « tun (1). » Ainsi, l'opération étant supposée faite le matin, le pansement doit être renouvelé au bout de six heures, et encore une fois le soir au bout de six heures. On le réapplique le lendemain matin, pour le changer de nouveau vers le soir, et ainsi de suite pendant trois jours, après quoi on se contente de faire porter au malade un carré de soie flottant devant l'œil. Pendant les trois premiers pansements, on se borne à entr'ouvrir les paupières pour faire écouler les larmes, sans chercher à examiner l'œil. Le lendemain de l'opération, on fait, en outre, un lavage extérieur avec une éponge imbibée d'eau tiède, et ce n'est que le soir de ce second jour qu'il est permis de relever doucement la paupière supérieure pour inspecter la plaie, car c'est le moment critique, celui où peuvent apparaître

______

(1) Loc. cit.

les complications, alors même que l'opération a été exécutée avec toute la régularité désirable.

Il est rare que le sujet n'acouse pas de légères douleurs oculaires pendant les premières heures. Elles doivent disparaître d'elles-mêmes après le premier pansement, à la suite de l'évacuation des larmes, qui est toujours suivie d'un soulagement marqué.

Néanmoins, on doit assurer le sommeil des deux premières nuits, et administrer, pour cela, suivant la pratique de de Graefe, 2 à 4 grammes d'hydrate de chloral dans 40 à 80 grammes de sirop de groseilles, par cuillerée à soupe, de demi-heure en demi-heure jusqu'à effet narcotique.

Le régime doit être très léger pendant les deux ou trois premiers jours et ne se composer que de lait et de bouillons. Si tout va bien, on prescrit ensuite une nourriture plus substantielle. On peut aussi permettre à l'opéré de se lever dès le troisième jour.

Après cinq jours, quand les suites ont été régulières, la guérison doit être considérée comme définitive.

Au contraire, lorsque, dès le premier jour, les douleurs oculaires deviennent aiguës, qu'elles persistent à ce degré, et surtout lorsqu'elles siégent au front, au sourcil et à la tempe, il faut craindre l'iritis, le plus fréquent des accidents qui peuvent entraver les suites de l'opération. Il n'y a alors rien de mieux à faire que d'injecter immédiatement un centigramme d'acétate de morphine à la région temporale. L'iritis est à son début lorsqu'on aperçoit un œdème avec rougeur du bord libre de la paupière supérieure, et, à plus forte raison, lorsqu'il s'y joint un chémosis séreux. On doit aussitôt toucher l'œdème palpébral avec le crayon de nitrate d'argent mitigé, inciser le chémosis, puis exercer une compression plus forte sur le globe oculaire. Enfin, l'iritis déclarée, il faut cesser toute application du bandage, et l'attaquer vigoureusement par le calomel à dose fractionnée, les drastiques, les instilla-

tions d'atropine (1 p. 0/0) si la chambre antérieure est
reformée, et l'application à demeure de compresses imbi-
bées d'une infusion aromatique chaude. Ajoutons cependant que si l'iritis est la complication la plus fréquente des
suites de l'extraction combinée, il est rare qu'elle soit assez
intense pour entraîner la perte de l'œil.

DRAGUIGNAN. — TYP. GIMBERT FILS, GIRAUD ET Cie.